FACULTÉ DE MÉDECINE DE LYON

Laboratoire de Parasitologie

LA LUMIÈRE

AGENT THÉRAPEUTIQUE

Méthode du professeur Finsen de Copenhague

PAR

LE PROFESSEUR LORTET, DOYEN DE LA FACULTÉ DE MÉDECINE

ET LE DOCTEUR GENOUD, CHEF DES TRAVAUX

LYON

A. REY, IMPRIMEUR-ÉDITEUR DE L'UNIVERSITÉ

4, RUE GENTIL, 4

Octobre 1900

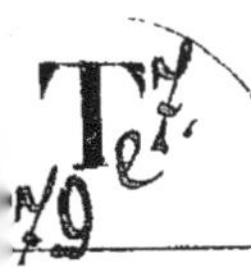

FACULTÉ DE MÉDECINE DE LYON

Laboratoire de parasitologie

LA LUMIÈRE

AGENT THÉRAPEUTIQUE

Méthode du professeur Finsen de Copenhague

LA LUMIÈRE

AGENT THÉRAPEUTIQUE

Méthode du professeur Finsen de Copenhague

PAR

Le Professeur LORTET, Doyen de la Faculté de médecine

et le Docteur GENOUD, Chef des Travaux

LYON

A. REY, IMPRIMEUR-ÉDITEUR DE L'UNIVERSITÉ

4, RUE GENTIL, 4

Octobre 1900

FACULTÉ DE MÉDECINE DE LYON

Laboratoire de parasitologie

LA LUMIÈRE

AGENT THÉRAPEUTIQUE

Méthode du professeur Finsen de Copenhague

I

Abstraction faite des effets de la lumière sur les plantes et de son rôle dans la vision, il faut avouer que nos connaissances sur son action physiologique sont encore des plus limitées. Les effets les mieux connus, dans cet ordre d'idées, sont assurément son influence sur les bactéries et son action sur le système cutané. Il est un fait acquis, que, suivant son intensité, la lumière modifie plus ou moins profondément les espèces microbiennes, qu'elle atténue ou tue. Duclaux[1] a montré que la lumière solaire est l'agent d'assainissement à la fois le plus universel, le plus économique et le plus actif auquel puisse avoir recours

[1] Duclaux, *Comptes rendus de la Société de biologie*, 1885, p. 395, et *Semaine médicale*, 1885, p. 22.

l'hygiène publique ou privée. Quant à son action sur le système cutané, action qui, dans le coup de soleil par exemple, apparaît avec la dernière évidence, personne ne songe à la mettre en doute.

Nous savons de même que ce sont les radiations chimiques seules qui produisent les effets de la lumière. Les expériences les plus concluantes en font foi. Nous rappellerons les plus connues, après avoir rappelé de même la composition de la lumière.

L'analyse de la lumière nous apprend qu'elle est composée de radiations diverses, agissant chacune suivant un mode déterminé.

Le spectre solaire total se compose de trois parties :

1° Un *spectre infra-rouge*, constitué par des radiations moins réfrangibles que les radiations rouges, et dont l'existence est démontrée par des effets calorifiques.

2° Un *spectre visible*, présentant des couleurs différentes, qui se succèdent dans l'ordre suivant, en commençant par les couleurs les moins déviées : rouge, orangé, jaune, vert, bleu, indigo, violet.

3° Un *spectre ultra-violet*, constitué par des radiations plus réfrangibles que les radiations violettes et dont l'existence est mise hors de doute, par des effets chimiques.

Ces trois portions du spectre, en ce qui concerne leurs propriétés, ne sont pas nettement séparées et empiètent les unes sur les autres. Dans le spectre visible se trouvent des radiations calorifiques, qui, assez intenses dans la région du rouge, diminuent progressivement en allant du rouge au violet, pour disparaître au moment où commence le spectre ultra-violet. De même, il existe des radiations chimiques, commençant dans la partie rouge du spectre visible, augmentant dans la jaune, diminuant ensuite jusqu'au violet, pour devenir de plus en plus intenses dans le spectre ultra-violet. Les longueurs d'onde de ces différentes radiations vont en croissant de l'ultra-violet à l'infra-rouge.

Voici quelques données à ce sujet, suivant la région du spectre que l'on considère :

Ultra-violet, longueur d'onde au-dessous de 392 μ
Violet   —   de 392 à 428 μ
Indigo   —   de 434 à 449 μ
Bleu   —   de 457 à 500 μ
Vert   —   de 500 à 544 μ
Jaune   —   de 562 à 583 μ
Orangé   —   de 600 à 660 μ
Rouge   —   de 663 à 698 μ
Infra-rouge   —   au delà de 698 μ

Dans ce composé complexe que représente la lumière, la partie agissante est le spectre chimique.

Il y a plus de vingt ans déjà, Downes et Blunt [1], en étudiant les effets de la lumière monochromatique,

___

[1] Downes et Blunt, *Proceed. of the Roy. Society of London*, XXVIII, 1878, p. 199.

ont montré que l'effet bactéricide de la lumière est dû presque exclusivement aux rayons chimiques.

Arloing[1] a démontré que le *bacillus anthracis* se développe mieux dans l'obscurité et dans les rayons peu réfrangibles, que dans les rayons plus réfrangibles.

Geisler[2] arrive aux mêmes résultats avec le bacille typhique. Citons encore d'Arsonval et Charrin[3]. Dans leurs recherches sur le bacille pyocyanique, ils ont démontré que ce sont uniquement les rayons chimiques qui agissent sur ce bacille.

Pour le lombric, animal essentiellement photophobe, qui rampe toujours vers les endroits les plus sombres, la lumière rouge équivaut à l'obscurité, tandis que les rayons violets, et surtout les ultra-violets, lui font l'éffet de la lumière solaire.

D'une manière absolue, nous voyons de même que ce sont exclusivement les rayons chimiques du spectre, surtout les ultra-violets, qui agissent pour produire soit la pigmentation (bien entendu, nous ne voulons parler que de la pigmentation physiologique des parties cutanées exposées à la lumière), soit l'érythème

[1] Arloing, Influence de la lumière sur la végétation et les propriétés pathogènes du *bacillus anthracis. (Semaine médicale*, 1885, p. 46, 293 et 309.)

[2] Geisler, Sur l'action de la lumière sur les bactéries. *(Archives de médecine expérimentale et d'anat. pathol.*, novembre 1891, p. 800.)

[3] D'Arsonval et Charrin, Influence des agents atmosphériques, en particulier de la lumière et du froid, sur le bacille pyocyanique. *(Semaine médicale*, 1894, p. 26.)

solaire. La chaleur n'exerce aucune influence, ainsi qu'il résulte nettement des remarques de Vidmark sur les explorateurs du pôle Nord, et de celles de Hammer sur les touristes parcourant les glaciers. Même à une température au-dessous de o°, de violents érythèmes peuvent être occasionnés par la forte réverbération solaire des champs de neige.

En 1859, Charcot[1] avait déjà émis l'opinion que ce sont les rayons chimiques qui agissent dans ces cas, et que la dermatite causée par une forte lumière électrique est identique à l'érythème solaire. Les expériences précises de Vidmark[2] en ont donné la preuve scientifique.

Il employait pour ses expériences une lampe à arc électrique, d'une force de 1200 becs Carcel. Pour éliminer les rayons calorifiques, il fit passer les rayons lumineux à travers une couche d'eau suffisamment épaisse, l'eau ayant la faculté d'absorber les rayons calorifiques. En projetant la lumière au travers d'une plaque de verre ordinaire, il réussit à exclure la plupart des rayons ultra-violets. Ensuite, il observa l'effet produit sur la peau, les deux sortes de rayons étant exclus alternativement. Les résultats furent les suivants :

---

[1] CHARCOT, *Comptes rendus de la Société de biologie*, 1859, p. 63.

[2] VIDMARK, Ueber den Einfluss des Litchtes auf die Haut. *(Hygiea, III.)*

1º Par l'action de tous les rayons, sauf les ultra-violets, la peau ne fut pas influencée;

2º Par l'action de tous les rayons, sauf les rayons calorifiques, l'inflammation caractéristique se développa.

Ces expériences, accompagnées d'expériences de contrôle probantes, ont démontré que ce ne sont pas les rayons calorifiques, mais bien les rayons ultra-violets, qui produisent les effets connus de la lumière sur la peau.

Nous avons vu qu'il en est de même au point de vue des propriétés bactéricides de la lumière.

L'action de la lumière, si évidente quand il s'agit de ses propriétés bactéricides ou de ses effets sur la peau, se manifeste de même dans beaucoup d'autres phénomènes, mais d'une façon plus occulte, ou du moins, dans l'état actuel de nos connaissances, d'une façon que nous sommes loin encore de pouvoir interpréter d'une manière satisfaisante. Que la lumière exerce une influence générale sur l'organisme, par la voie nerveuse, le fait n'est pas douteux. Il existe, en outre, de nombreuses circonstances qui plaident en faveur de l'action sur les capillaires sanguins et sur le sang lui-même.

Quoi qu'il en soit, les faits bien connus de l'action de la lumière devaient être déjà la source de nombreuses applications. C'est au professeur Finsen, de Copenhague, que revient l'honneur d'avoir été le premier à attirer l'attention du monde médical sur le parti qué l'on pouvait tirer de nos connaissances actuelles. C'est lui, sans conteste, qui le premier est entré résolument dans la voie de la pratique, en jetant les bases de la photothérapie. C'est un devoir et un plaisir pour nous de lui rendre cet hommage. Nous passerons sous silence ses nombreuses expériences sur les effets physiologiques de la lumière, étude à laquelle il s'est adonné complètement, pour ne voir dans son œuvre que le côté pratique.

Les étapes par lesquelles passèrent les différents modes d'application de la lumière, qu'il proposa successivement, sont marquées par les trois mémoires suivants, parus à intervalles très rapprochés. Le premier mémoire parut dans la *Semaine médicale* du 3o juin 1894, sous le titre : *les Rayons chimiques et la variole*. Le deuxième, *la Lumière comme agent d'excitabilité*, dans le *Hospitals-tidende*, Copenhague, n° 8, 1895 (en danois : *Lyset som incitament)*, et le troisième, dans la *Semaine médicale* du 21 décembre 1897, *Traitement du lupus vulgaire par les rayons chimiques concentrés.*

De l'étude de ces mémoires, il ressort que Finsen a divisé cliniquement les effets de la lumière en deux catégories, la lumière manifestant son action tantôt d'une façon favorable, tantôt d'une manière fâcheuse pour nous, si nous considérons le résultat obtenu.

Si la lumière produit une action sur la peau saine, il était tout naturel de conclure que, dans certains états pathologiques, cette action devait devenir tout à fait néfaste; dans la variole notamment. Le fait que la figure et les mains, c'est-à-dire les parties les plus exposées à la lumière, sont le siège des cicatrices les plus profondes et les plus confluentes, permettait de supposer que les rayons chimiques devaient jouer un rôle important. Aussi Finsen proposa-t-il de traiter les varioleux dans des chambres d'où l'on excluait les rayons chimiques, en filtrant la lumière à travers d'épais rideaux rouges, ou à travers des vitres de même couleur. Cet appel, entendu de nombreux expérimentateurs, a donné jusqu'à maintenant les meilleurs résultats.

La méthode proposée par Finsen constitue un traitement de la variole qui, soigneusement suivi[1], et à con-

---

[1] Quelques expérimentateurs ayant mis en doute l'efficacité de ce traitement, nous avons tout lieu de croire, dans les cas auxquels ils font allusion, à un défaut d'expérimentation, la méthode devant être employée dans toute sa rigueur. Nous croyons au succès toutes les fois que les conditions suivantes auront été scrupuleusement remplies :

1° L'exclusion des rayons chimiques doit être absolue. L'épaisseur de la matière rouge employée pour filtrer la lumière dépend de sa nature. Si l'on se sert de papier ou de cotonnade peu épaisse, quatre ou cinq couches suffiront peut-être. Si l'on se sert de flanelle assez grosse, on pourra se contenter de deux ou trois couches. Il est plus commode d'employer du verre rouge, mais dans ce cas, il faut que le verre soit très foncé; autrement dit, il faut protéger les varioleux contre les rayons chimiques, avec autant de soin que le fait le photographe pour ses plaques et son papier. Quant à la lumière artificielle, il ne faut se servir ni de la lumière électrique, ni d'aucune sorte d'éclairage trop brillant. Les globes et les verres des lampes doivent être d'un rouge très foncé. Une bougie stéarique est cependant permise, à cause de son faible pouvoir lumineux. Elle

dition que les malades y soient soumis dès la première période de l'affection, modifie la marche de la maladie si puissamment, que la suppuration et ses suites peuvent être enrayées.

Ces résultats favorables dans le traitement de la variole, ont permis de l'étendre à d'autres exanthèmes (scarlatine, rougeole). La méthode s'est montrée active, la maladie étant toujours plus bénigne et plus courte.

Plusieurs maladies chroniques de la peau ont de même des rapports avec la lumière, quant à l'étiologie et quant à la marche de la maladie.

peut servir pour examiner le malade et pour l'éclairer pendant ses repas.

2° Le traitement doit être continué sans la moindre interruption. Jusqu'au desséchement complet des vésicules, même une courte exposition à la lumière du jour peut produire la suppuration avec ses suites. Il est donc absolument nécessaire d'empêcher, par exemple, en clouant les rideaux, les malades et les gardes-malades de laisser pénétrer la lumière, car il arrive que ces gens, ennuyés d'être dans la demi-obscurité, ouvrent les rideaux et réduisent ainsi à néant les bons résultats espérés du traitement.

3° Il faut commencer le traitement aussitôt que possible (dès l'apparition de l'exanthème) ; plus on approche de la suppuration, plus la chance d'obtenir un bon résultat diminue.

4° Si les malades sont soumis à temps à ce traitement et que l'on suive les règles ci-dessus exposées, le plus souvent la suppuration n'aura pas lieu et le malade guérira sans cicatrices, ou seulement avec des cicatrices rares et presque invisibles. Il est à noter que, pendant les six à huit premières semaines, la peau reste couverte de taches hyperémiques ou pigmentées, toutefois au bout de ce temps celles-ci finissent par disparaître.

Dans les taches de rousseur, par exemple, les taches de pigment se montrent exclusivement sur les parties de la peau exposées au soleil et où les rayons solaires exercent une influence fâcheuse.

Il en est de même pour la pellagre et le prurigo estival de Hutchinson. Dans les cas qui précèdent, la lumière agit d'une manière défavorable, et, pour employer le terme consacré par Finsen, la photothérapie sera négative, en ce sens qu'on devra, autant que possible, soustraire les malades à l'action des rayons chimiques.

Dans toute une autre catégorie d'affections, la photothérapie sera positive, c'est-à-dire que les mêmes rayons chimiques, dangereux dans certains cas, deviendront au contraire pour nous des auxiliaires des plus actifs.

Finsen proposa d'employer les propriétés bactéricides de la lumière pour le traitement des dermatoses bactériennes. Le lupus était, de toutes ces affections, celle qui se présentait avec des conditions particulièrement favorables pour la mise en œuvre de ce procédé thérapeutique.

Les résultats obtenus dès le début furent si encourageants, qu'ils attirèrent définitivement l'attention du monde scientifique et du public.

En 1896, de généreux donateurs et une forte subvention du gouvernement danois (actuellement, ces dons réunis représentent une somme de 500.000 francs environ), lui permirent de fonder un institut établi avec ce programme : **faire et soutenir des recherches**

scientifiques, concernant l'action de la lumière sur les organismes vivants, principalement pour en appliquer les résultats au service de la médecine pratique. Au moment où nous écrivons ces lignes, l'institut est en voie de construction. C'est dans une installation provisoire, établie dans un des jardins attenants à l'hôpital général, que Finsen a organisé ses premiers services, qui fonctionnent régulièrement depuis plus de trois ans. Des malades en grand nombre ont été déjà traités, et ont donné la confirmation pratique de l'exposé théorique du nouveau traitement proposé par Finsen.

Ces recherches, suivies en Danemark, en Suède et en Allemagne avec le plus vif intérêt, ne nous paraissaient pas avoir obtenu en France l'attention qu'elles méritaient. La communication de Bang au quatrième Congrès de la tuberculose à Paris, en 1898, n'a peut-être pas eu à notre avis un retentissement suffisant. En juin 1900, nous nous sommes décidés à aller à Copenhague, pour nous rendre compte par nous-mêmes des résultats obtenus par la méthode employée par Finsen. Ces résultats, du reste, nous intéressaient tout particulièrement. Dans un même ordre d'idées, et dans des expériences analogues à celles du professeur Finsen, et à peu près à la même époque, étudiant l'action des rayons X sur les microbes, nous avions vu qu'ils agissaient sur ces derniers d'une façon analogue à la lumière. A dose plus ou moins forte, ils retardaient ou arrêtaient le développement des espèces soumises à l'expérimentation. En juin 1896, dans une communication à l'Académie des sciences[1], nous faisions part de l'influence heureuse que ces radiations avaient eue sur la marche d'une tuberculose expérimentale, et nous proposions ce nouveau traitement de la tuberculose. Les quelques expériences que nous avons pu faire ont été des plus encourageantes. Les expérimentateurs qui nous ont suivis dans cette voie ont signalé de même de très bons résultats. L'ensemble des faits constatés permet de voir se créer, à côté de la photothérapie, une méthode analogue, la radiothérapie.

Les difficultés d'expérimentation, résultant surtout des dépenses élevées que nécessite cette dernière, n'ont pas encore permis à cette méthode de donner les résultats que l'on est en droit d'attendre d'elle.

Il est rationnel de prévoir que ces radiations chimiques se montreront actives au même titre que celles de la lumière, ayant d'autre part l'avantage d'être incomparablement plus pénétrantes. Un faisceau de faits de plus en plus dense vient à l'appui de cette opinion.

Nous croyons faire œuvre utile, en faisant tous nos efforts pour vulgariser en France les résultats obtenus par la photothérapie. C'est pour cela que nous avons écrit ces lignes, afin d'exposer à la fois le plus clairement et le plus succinctement possible, la méthode du

---

[1] LORTET et GENOUD, Tuberculose expérimentale atténuée par la radiation Röntgen. (*Comptes rendus des séances de l'Académie des sciences*, juin 1896.)

professeur Finsen, méthode dont il nous a fait lui-même l'exposé théorique et donné la démonstration pratique, avec une obligeance dont nous ne saurions trop le remercier. Ajoutons que les quatre mois qui se sont écoulés depuis notre voyage à Copenhague jusqu'au moment où nous écrivons ces lignes, nous ont permis de traiter plusieurs malades, avec le plus grand succès, dans notre laboratoire de la Faculté de médecine, où nous avons fait une installation [1] sommaire il est vrai, mais suffisante pour servir de démonstration et nous permettre de poursuivre des recherches dans le même ordre d'idées. Ultérieurement, nous nous proposons de faire connaître les résultats obtenus, résultats qui, nous nous empressons de le dire, sont des plus concluants.

---

[1] Nous nous sommes procuré l'instrumentation dans la maison Schjœrring de Copenhague, où les appareils sont vendus sous le contrôle de l'Institut photothérapique de Finsen.

II

Dans ce qui va suivre, nous né nous occuperons
nullement de ce qui a trait à la photothérapie négative,
dont l'application est à la portée de tout le monde et
ne nécessite aucunement une installation spéciale. Nous
avons surtout en vue ce qui concerne la photothérapie
positive, qui ne peut s'exercer qu'à l'aide d'une instrumentation spéciale, imaginée complètement par Finsen.
Ce n'est qu'après de nombreux essais et de nombreuses
modifications que les appareils ont acquis leur forme
actuelle, forme que nous décrirons seule, passant sous
silence les appareils employés dans le début.

Tel qu'il fonctionne pour le moment, le *Finsens medicinske Lysinstitut* comprend deux parties distinctes : un
laboratoire de recherches, aménagé en vue des expériences sur tout ce qui concerne l'action ou l'application de la lumière ; des salles pour le traitement des
malades. L'installation actuelle provisoire sera rempla-
cée, sous peu, par l'institut dont la construction se pour-
suit activement. Le professeur Finsen est secondé par un
personnel nombreux d'assistants, qui comme lui, se sont
consacrés à l'étude de la lumière : citons les docteurs
Bang, Bie, Forckhammer, qui ont été des collaborateurs

très précieux, dans les différents travaux parus ces derniers temps. Donnons une mention toute spéciale au
personnel secondaire, composé d'infirmières ou mieux
d'assistantes qui, sous la direction médicale, donnent
directement les soins aux malades. Ces assistantes ont
le rôle que rempliraient chez nous de bons externes.

L'institut est ouvert aux malades de toutes les
nations. Une rétribution peu élevée leur est demandée,
environ 60 couronnes [1] par mois pour les malades du
Danemark, et 100 couronnes pour les étrangers. Ajoutons que beaucoup d'indigents, dénués de tout secours,
sont soignés gratuitement. Les malades ne sont pas
hospitalisés.

D'une manière générale, on traite toutes les affections
intéressant le système cutané, et que l'on estime justi-
ciables de l'emploi de l'action bactéricide ou modificatrice de la lumière.

L'action tonique et reconstituante de la lumière,
employée sous forme de bain général, est à l'étude,
mais n'a pas encore reçu toutes les applications que
l'on est en droit d'attendre. Dans une partie spéciale de
l'institut, les malades peuvent prendre des bains de
soleil ou de lumière fournie par un arc électrique très
puissant de 200 ampères. Finsen a renoncé complètement à l'emploi des lampes électriques à incandescence,
qui ne donnent presque point de rayons chimiques.

C'est surtout dans le traitement des dermatoses bac-

---

[1] La couronne vaut environ 1 fr. 40.

tériennes, et spécialement dans celui du lupus, que l'emploi de la lumière a fait ses preuves. Les résultats obtenus jusqu'à maintenant ont permis de fixer exactement les règles de la méthode à suivre.

La lumière n'exerçant ses effets bactéricides que lentement, il était nécessaire, pour l'utiliser dans ce but thérapeutique, de la concentrer au moyen de miroirs ou de lentilles. Que l'action de la lumière augmente à mesure que l'on en concentre les rayons, *a priori* cela paraît naturel. Nous tenons cependant à faire connaître la manière à la fois élégante et démonstrative dont Finsen en a donné la preuve scientifique. Il a ensemencé avec des cultures pures en bouillon, de *bacillus prodigiosus*, de bacille d'Eberth, ou de bactéridie charbonneuse, des flacons plats et rectangulaires, dont les parois étaient enduites intérieurement de gélatine-peptone ou de gélose-peptone. Sur chaque flacon, il collait extérieurement une feuille de papier blanc d'un côté et noir de l'autre. La surface blanche était tournée vers la lumière, afin d'éviter l'absorption des rayons calorifiques et la surface noire, appliquée sur le verre, dans le but d'empêcher la lumière d'influer sur les cultures.

Des ouvertures rondes étaient pratiquées dans ce papier. A travers ces ouvertures, il traçait sur le verre du flacon, des chiffres à l'encre de Chine, indiquant en minutes le temps pendant lequel ces parties devaient subir l'action de la lumière. Deux flacons identiques, ainsi préparés, étaient exposés simultanément, deux heures environ après l'ensemencement, l'un à la lumière solaire directe, l'autre à la lumière solaire concentrée. Ensuite, on les laissait dans l'obscurité et à une température convenable, pendant un jour ou deux ; au bout de ce temps, un simple coup d'œil permettait de se rendre compte des résultats de l'expérience. En effet, lorsque la lumière avait tué tous les bacilles, dans l'espace de temps indiqué par un des chiffres inscrits, ce dernier se trouvait nettement dessiné, sur le milieu de la culture, par les colonies qui s'étaient développées à l'abri des parties colorées en noir. De cette façon, les bactéries indiquaient elles-mêmes le temps d'exposition nécessaire pour les faire périr. De nombreuses recherches de ce genre ont démontré que la lumière solaire, concentrée à l'aide des premiers appareils de Finsen, tue les microbes avec une rapidité quinze fois plus grande que la lumière directe, et que les effets obtenus avec l'arc voltaïque sont encore plus intenses.

De cette lumière concentrée, il faut en outre enlever les rayons calorifiques qui auraient provoqué une combustion des tissus.

Supposons ce double résultat obtenu d'une manière aussi satisfaisante que possible, le but que l'on serait en droit d'attendre théoriquement ne serait nullement obtenu, ainsi que nous allons le voir.

En effet, tous les tissus vivants sont assurément perméables à la lumière ; la peau, les muscles, les tendons, les nerfs, les cartilages, et même les os (ainsi que le prouve l'éclairage des cavités osseuses par transparence), se laissent pénétrer par les rayons lumineux ;

mais ces derniers subissent dans leur passage, de notables modifications qui en détruisent les effets dans la profondeur des tissus. Un morceau de papier photographique, placé derrière le pavillon de l'oreille d'un sujet en expérience, n'est nullement impressionné au bout

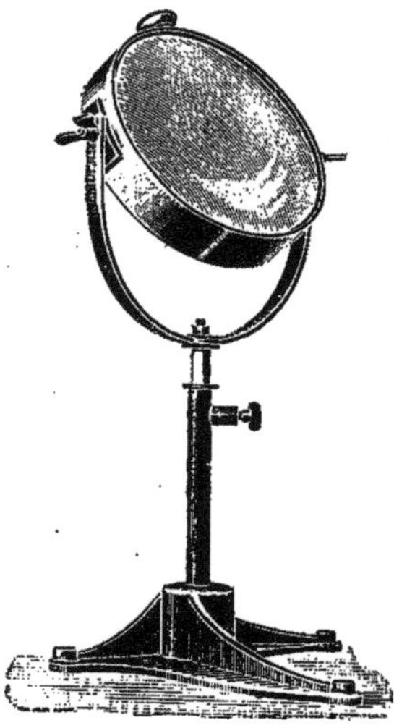

Fig. 1.

même de plusieurs minutes, si l'on fait tomber un faisceau lumineux intense, sur l'autre face de l'oreille. Mais lorsque, au moyen de deux plaques de verre, on comprime le pavillon de l'oreille jusqu'à ce qu'il devienne exsangue, au bout de quelques secondes seulement, le papier photographique devient noir. Il s'ensuit donc que le sang absorbe les rayons chimiques et empêcherait leur pénétration à travers les tissus de l'organisme.

Il faut donc chercher à chasser, autant que possible, le sang des régions destinées à subir l'action de la lumière.

Voici de quelle façon, on arrive à ce triple résultat :

Pour ce qui est de la concentration et de la sélection des rayons, l'instrumentation sera différente, suivant que la source lumineuse sera le soleil ou l'arc voltaïque, l'un et l'autre étant employés indifféremment, ce dernier cependant se montrant plus actif.

L'appareil employé pour concentrer la lumière solaire (fig. 1) consiste en une lentille de 25 à 30 centimètres de diamètre, formée d'une plaque de verre plane et d'une autre convexe, reliées entre elles par un cercle métallique. Entre ces deux verres, se trouve un espace d'une contenance de 2 litres environ, rempli par une solution de sulfate de cuivre ammoniacal très légère et bleu clair. Cette lentille est montée sur un support métallique en forme de fourche, permettant de lui imprimer des mouvements autour d'un axe vertical et d'un axe horizontal, et de l'élever ou de l'abaisser à volonté. La lumière solaire passant à travers cet appareil se concentre, tous les rayons convergent de plus en plus jusqu'au foyer de la lentille, point maximum de concentration. En même temps, la lumière solaire se débarrasse des rayons infra-rouges absorbés par l'eau, dont la coloration bleue détruit l'action des rayons rouges, orangés, jaunes et verts, qui, nous le savons, renferment encore des rayons calorifiques. En d'autres termes, cette disposition permet de se débarrasser de la plus grande partie des rayons calorifiques, tout en laissant passer la presque totalité des rayons chimiques qui, nous le savons, sont seuls utiles.

Quand on prend l'arc voltaïque comme source lumineuse, cet appareil n'est guère utilisable, et l'on doit se servir de lentilles en cristal de roche. En effet, la lumière solaire, telle qu'elle nous arrive, ne renferme que des radiations de longueurs d'onde supérieures à 300μ-350μ, les radiations de longueurs d'onde moindres étant absorbées durant le passage de la lumière solaire à travers l'atmosphère. Le verre, ayant

la propriété de laisser passer les radiations supérieures
à 3oo-35o μ, conviendra très bien pour la construction des collecteurs de lumière solaire.

Dans l'arc électrique, au contraire, les radiations
inférieures à 3oo-35oμ n'étant pas absorbées par l'atmosphère, nous avons tout intérêt à ce qu'on cherche
à les utiliser, et cela d'autant plus que les radiations
inférieures à 35oμ sont toutes du spectre ultra-
violet.

L'on obtient ce résultat en se servant de lentilles
faites en cristal de roche, substance qui laisse passer
les radiations jusqu'à une longueur d'onde de 2ooμ.
L'emploi du cristal de roche permet donc d'utiliser les
radiations comprises entre 2ooμ et 3ooμ, radiations
que ne laisserait pas passer le verre.

Cette considération a, dans la pratique, une impor-
tance capitale ; si nous nous servions de deux appareils
identiques, l'un ayant des lentilles de verre, l'autre de
cristal de roche, nous verrions que le dernier appareil,
au point de vue de son action bactéricide, a une puis-
sance vingt-cinq ou trente fois supérieure.

Que l'on se serve de la lumière solaire ou de l'arc
voltaïque, nous cherchons à obtenir au foyer, ou dans
un point très rapproché du foyer, de l'appareil collecteur
employé, une zone renfermant des rayons chimiques
dépouillés de rayons calorifiques, en quantité suffisante
pour obtenir un effet bactéricide, sans cependant avoir
des effets désastreux sur le système cutané. Cette dose
thérapeutique est obtenue, nous l'avons vu, quand on se

sert du soleil comme source lumineuse, avec l'appareil décrit plus haut (fig. 1). Dans ce cas, l'intensité est fonction de l'intensité de la lumière solaire et de la grandeur de la lentille employée. L'expérience apprend que l'on ne peut pas agrandir indéfiniment la lentille ; le foyer devient de moins en moins net et précis, à mesure que les dimensions de cette dernière augmentent. Une lentille de 25 à 30 centimètres est celle qui donne les meilleurs résultats. Quand l'intensité lumineuse est particulièrement forte, ou quand il s'agit de sujets ayant la peau très sensible, on a intérêt à restreindre le diamètre de l'appareil.

En ce qui concerne l'accumulation et la sélection des rayons provenant de l'arc voltaïque, d'autres considérations s'imposent : l'intensité sera, de même, fonction de l'intensité de la source lumineuse et de la grandeur de la lentille ; mais il est impossible d'avoir de grosses lentilles en cristal de roche, dont la construction serait trop coûteuse et particulièrement difficile.

La dose thérapeutique de lumière s'obtient en prenant un arc voltaïque d'une très grande intensité, ce qui permet de diminuer la grandeur des lentilles. Dans ce cas, l'intensité peut devenir de plus en plus grande, en même temps que s'accroît celle de l'arc voltaïque. Cette considération permet de se rendre compte du fait d'expérience qui montre que l'action de l'arc électrique est constamment plus intense que celle obtenue avec la lumière solaire, cette dernière ayant une intensité variant dans des limites qu'on ne peut dépasser,

Voici le dispositif définitivement adopté :

La source lumineuse employée est un arc voltaïque à courant continu, très puissant[1], variant dans les limites

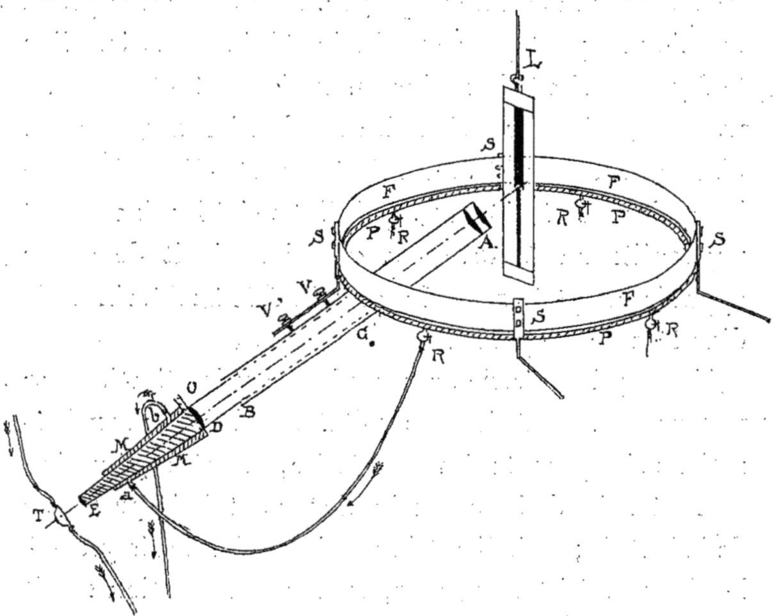

Fig. 2.

de 6o à 8o ampères, le voltage aux bornes de la lampe étant de 45 à 5o volts. Le schéma (fig. 2) et la figure d'ensemble (fig.3) permettent de saisir très facilement la disposition de l'appareil.

Sur un cercle de fer F, de 8o centimètres environ de diamètre, se trouvent suspendus par quatre supports S,

---

[1] Pour prendre un terme de comparaison, les lampes à arc le plus habituellement employées pour l'éclairage des rues, consomment de 8 à 1o ampères.

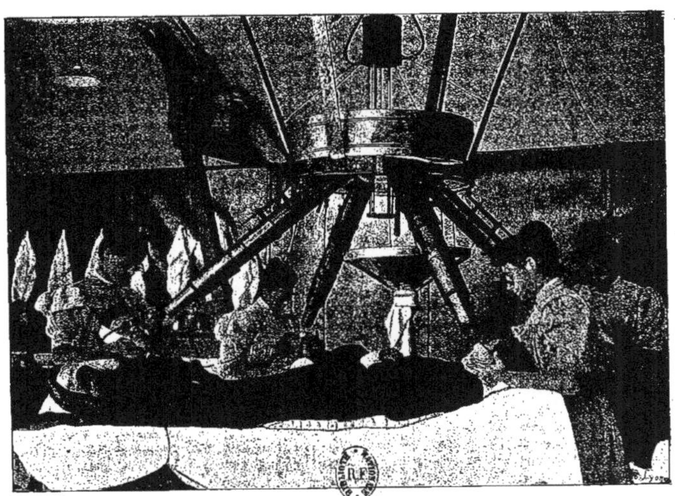

Fig. 3. — Traitement par la lumière électrique à l'Institut Finsen.

quatre accumulateurs de lumière, convergeant vers la source lumineuse représentée par l'arc voltaïque. Les axes de ces accumulateurs se trouvent dans le prolongement de la partie la plus éclairante de l'arc. Les supports, maintenus chacun par deux écrous, peuvent s'élever ou s'abaisser de plusieurs centimètres. Les accumulateurs, maintenus par les deux vis V, V', peuvent glisser sur la branche inférieure du support. Ce dispositif, permet le réglage des quatre accumulateurs, en ce qui concerne leur hauteur et leur distance de l'arc. Ce réglage obtenu, la lampe L, qui peut elle-même s'abaisser ou s'élever, est fixée dans la position déterminée, par des fils métalliques. En P,P, est figuré un tube de plomb dans lequel circule de l'eau, et R désigne les robinets servant de prise.

Le collecteur (fig. 4) est lui-même composé de deux tubes, s'emboîtant à la façon d'un télescope. Le tube A B est fixe et d'une longueur de 60 centimètres ; il porte, à son extrémité A, un système de lentilles en cristal de roche, de 7 centimètres de diamètre, et dont le foyer est à 12 centimètres. Ces lentilles ont pour objet de rendre parallèles les rayons divergents émis par l'arc voltaïque. Ce dernier devra donc se trouver exactement à 12 centimètres de l'extrémité A. Le tube C D E est mobile, à frottement dur, dans le tube A B, ce qui permet d'amener au point voulu son extrémité E. Un petit écrou, figuré dans le schéma près de la lettre B, permet de le fixer dans la position choisie.

La partie D E, du tube, est d'une longueur de 3o centimètres environ. En D et en E, deux lentilles de cristal de roche, forment un système convergent dont le foyer se trouve à peu près à 1o centimètres de la

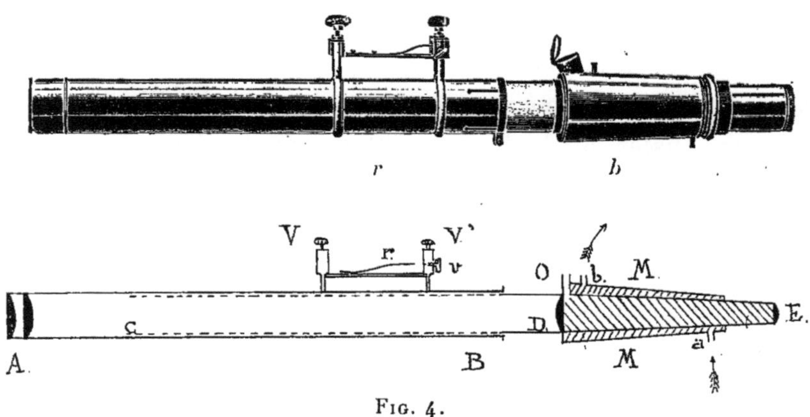

Fig. 4.

lentille E. Par l'intermédiaire de l'orifice O, on remplit avec de l'eau distillée l'espace compris entre les lentilles E et D. L'eau distillée absorbe les rayons ultra-rouges, c'est-à-dire ceux qui produisent le plus de chaleur. Pour éviter un trop grand échauffement de l'eau, un manchon métallique M M, dans lequel circule un courant d'eau froide, entoure cette portion de l'appareil. Ajoutons que le cercle F F, qui sert de monture à tout l'appareil, est porté, suivant le cas, par de solides supports, fixés eux-mêmes soit au plafond, soit sur le plancher.

Ce système absorbe le spectre infra rouge, mais ne retient pas la totalité des rayons calorifiques. Les ra-

diations calorifiques accompagnant le spectre visible,
passent presque toutes. Pour qu'elles soient neutra-
lisées, il aurait fallu colorer en bleu l'eau distillée con-
tenue dans la portion D E. Une telle solution aurait
absorbé toutes les radiations dont les longueurs d'onde
étaient inférieures à 3oo μ, ce qui ferait perdre l'avantage résultant de l'emploi de lentilles en cristal de roche.
Dans le cas particulier, du reste, les radiations calorifiques accompagnant le spectre visible sont peu intenses. Le dispositif adopté pour faire la compression

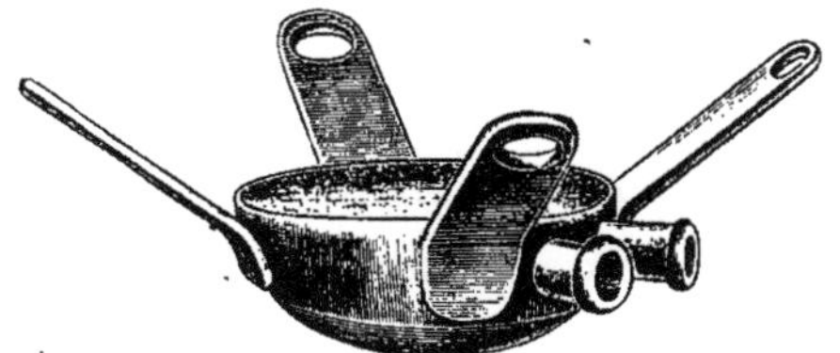

Fig. 5. (Grandeur 2/3.)

permet de n'en pas tenir compte. Dans le système
employé, quand on se sert de la lumière solaire, il passe
de même des radiations calorifiques accompagnant les
rayons violets. La chaleur dégagée dans l'un ou l'autre
cas peut s'évaluer à environ 18o degrés.

L'appareil employé pour faire la compression est
formé d'un anneau métallique (fig. 5), sur lequel sont
enchâssés deux disques faits de cristal de roche[1].
Deux petits ajutages permettent de faire circuler dans

---

[1] Quand on se sert de la lumière solaire, le disque peut être
en verre, mais ordinairement, pour éviter des confusions, on ne
se sert que de disques en cristal de roche.

l'appareil un courant d'eau froide. En outre, quatre armatures métalliques, percées d'un orifice à leur extrémité, servent à maintenir l'appareil, ou à fixer ce dernier à l'aide de liens élastiques, sur les parties à comprimer.

En même temps que le compresseur amène l'ischiémie désirable des tissus, il les rafraîchit constamment, ce qui les soustrait à l'action des radiations calorifiques dont on n'a pu se débarrasser. Ces compresseurs sont de différentes dimensions. Celui que nous avons figuré représente le compresseur le plus habituellement employé.De plus, la partie qui s'applique directement sur la peau du malade est plane, ou plus ou moins convexe, suivant les points sur lesquels doit porter la compression.

Que l'on se serve de la lumière solaire, ou de celle produite par l'arc voltaïque, on obtient en dernière analyse, une petite zone active de lumière, de la grandeur d'une pièce d'un franc environ, qui, après sélection des radiations, renferme des rayons chimiques concentrés à dose suffisante, pour mettre en œuvre, d'une façon pratique, l'action bactéricide et modificatrice de la lumière. Grâce à la compression, cette action peut se faire sentir, plus ou moins profondément, dans l'intérieur des tissus.

Quand on emploie la lumière du soleil, il faut ordinairement une exposition d'une heure et quart environ, à l'action de cette zone, pour obtenir le résultat qu'on se propose d'atteindre. Avec la lumière électrique, une heure suffit.

Immédiatement après, la peau est plus ou moins rouge, quelquefois même un peu douloureuse, le sujet ressentant une sensation spéciale de tuméfaction. L'inflammation augmente progressivement, mais n'atteint son maximum que dix ou douze heures, souvent même vingt-quatre heures plus tard. Parfois, on observe un suintement séreux, ou la formation de vésicules remplies de sérosité. Nous voyons donc une différence très marquée entre cette inflammation photo-chimique et celle qui est produite par les radiations calorifiques, cette dernière atteignant presque de suite son maximum d'intensité.

Chez certains sujets, à la peau très sensible, cette réaction est parfois si intense, qu'elle se généralise et ressemble à une poussée érysipélateuse. Force est alors de réduire de beaucoup la durée des séances. Jusqu'à maintenant, aucun phénomène nécrotique n'a encore été observé.

Après un laps de temps qui varie entre quatre et huit jours, les phénomènes inflammatoires disparaissent et se terminent par une légère desquamation. Quand on agit sur la peau saine, on observe la plupart du temps des pigmentations parfois rebelles, mais qui finissent toujours par disparaître. Sur la peau malade, et spécialement dans le lupus, cette pigmentation ne se produit pas. A la place des tissus malades, et quand les phénomènes réactionnels ont disparu, on trouve un tissu absolument sain d'apparence, souple au toucher et de coloration normale.

L'action des rayons chimiques est double. Que les bacilles soient tués, cela est incontestable et surabondamment démontré. D'autre part, ces rayons déterminent des phénomènes réactionnels intenses, phénomènes auxquels revient, assurément, une grande part dans les bons effets obtenus par ce mode de traitement.

L'action physiologique des radiations chimiques concentrées étant définie, voici de quelle façon on procède dans la direction du traitement. Supposons qu'il s'agisse d'un lupus.

Quotidiennement, une partie des régions malades est exposée pendant le temps voulu à l'action des rayons lumineux, jusqu'à ce que toutes les parties atteintes par le lupus aient subi à leur tour cette exposition, en ayant soin, autant que possible, de débuter par la périphérie afin de limiter de suite l'extension de la maladie. Quand tous les points ont été successivement traités, il faut examiner très attentivement le sujet, et soumettre de nouveau au traitement les parties dans lesquelles on observerait quelque point suspect. Le traitement est long, assurément; pour un lupus de moyenne étendue, il n'exigera pas moins de 100 ou 120 séances.

On agit d'une manière analogue pour les affections cutanées autres que le lupus.

Quand le temps le permet, le traitement se fait en plein air (fig. 6 et 7), à l'aide des rayons du soleil. Le malade, enveloppé de linges blancs, muni de lunettes noires ou les yeux recouverts d'un bandeau, est installé sur une chaise ou sur un lit, la tête étant autant

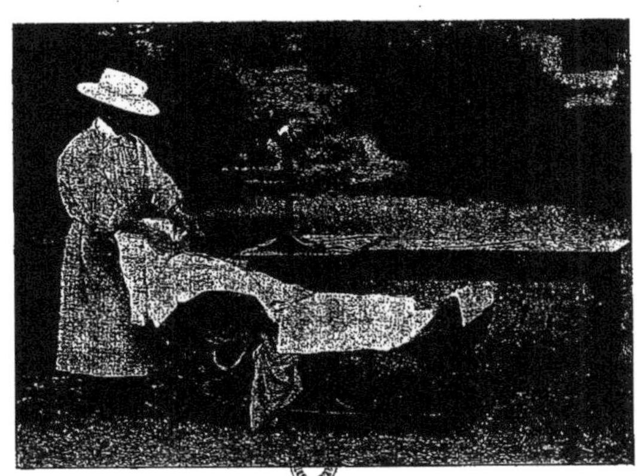

Fig. 6. — Traitement d'un malade par les rayons solaires
à la Faculté de médecine de Lyon.

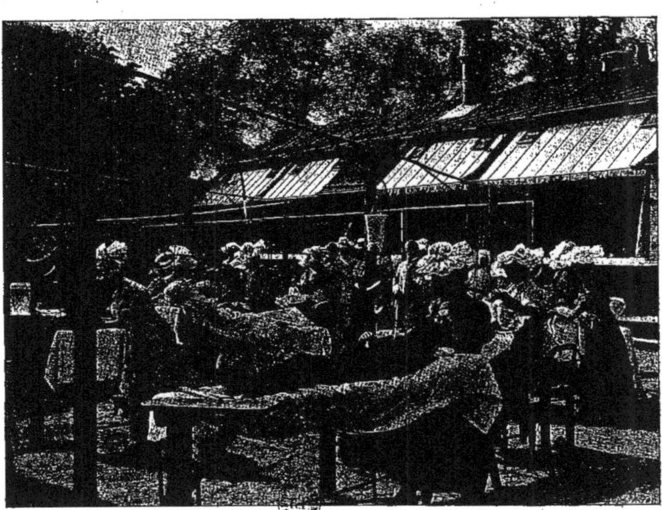

Fig. 7. — Traitement par la lumière solaire à l'Institut Finsen.

que possible, protégée contre la radiation solaire. La partie à traiter est préalablement minutieusement lavée avec de l'alcool ou de l'éther. La garde-malade chargée du sujet règle la direction de la lentille solaire, de façon que le foyer, ou plutôt un point très rapproché du foyer, se trouve toujours sur la partie soumise au traitement, partie sur laquelle est appliqué le compresseur.

Si le temps est mauvais, ou le soleil insuffisant, et dans certains cas rebelles à l'action des rayons solaires, on se sert de l'arc électrique. Le dispositif est à peu près le même, du moins en ce qui concerne le malade, seulement la source lumineuse étant fixe, la mise au point est plus facile.

L'installation actuelle de l'institut permet de traiter simultanément à peu près trente malades.

Après la séance, la partie exposée est recouverte d'un pansement fait d'un petit carré de lint boriqué, recouvert d'une pommade à l'oxyde de zinc.

Au 31 décembre 1899, les malades traités par cette méthode au « *Finsens medicinske Lysinstitut* » sont au nombre de 622, qui, au point de vue des affections pour lesquelles ils ont reçu des soins, se répartissent ainsi qu'il suit :

1° *Lupus ordinaire.* — 462 cas, ayant donné 311 guérisons, 121 cas sont encore en traitement et en voie d'amélioration. Chez 26 autres malades, le traitement a dû être interrompu pour des raisons diverses (maladies intercurrentes, rappel dans les familles, etc.). Enfin, 4 cas seulement se sont montrés réfractaires. Le fait paraît tellement anormal, qu'il est permis de douter de l'exactitude du diagnostic.

A vrai dire, c'est dans le lupus ordinaire seulement que, jusqu'à maintenant, la méthode s'est montrée constamment active.

Et cependant tous les malades traités à ce jour étaient, la plupart du temps, les *désespérés* des autres traitements, et présentaient les formes les plus graves, les plus étendues de l'affection. Accourus un peu de tous les pays, après avoir essayé plus ou moins de tous les traitements, ces malheureux ont eu la satisfaction de voir enrayés les ravages de l'horrible mal. Non seulement le développement de la maladie est arrêté, mais la peau reprend l'apparence de la peau saine, dont elle retrouve la souplesse. Un simple coup d'œil jeté sur la planche ci-contre, où nous avons reproduit au hasard trois sujets, avant et après le traitement, suffira pour être convaincu. Disons, en outre, que la plupart des malades traités jusqu'à maintenant (70 % environ) ont des lésions des muqueuses. Ces dernières, inaccessibles à l'action de la lumière malgré tous les essais tentés dans ce sens, sont soumises aux moyens qui paraissent les plus actifs : cautérisations au galvonocautère, badigeonnages à la solution iodo-iodurée concentrée. En dehors de la question des cicatrices consécutives, et des bons résultats au point de vue de l'esthétique, il est facile de se rendre compte de la supériorité incontestable du traitement par la lumière.

Tout ce qu'on peut reprocher à ce dernier, c'est sa

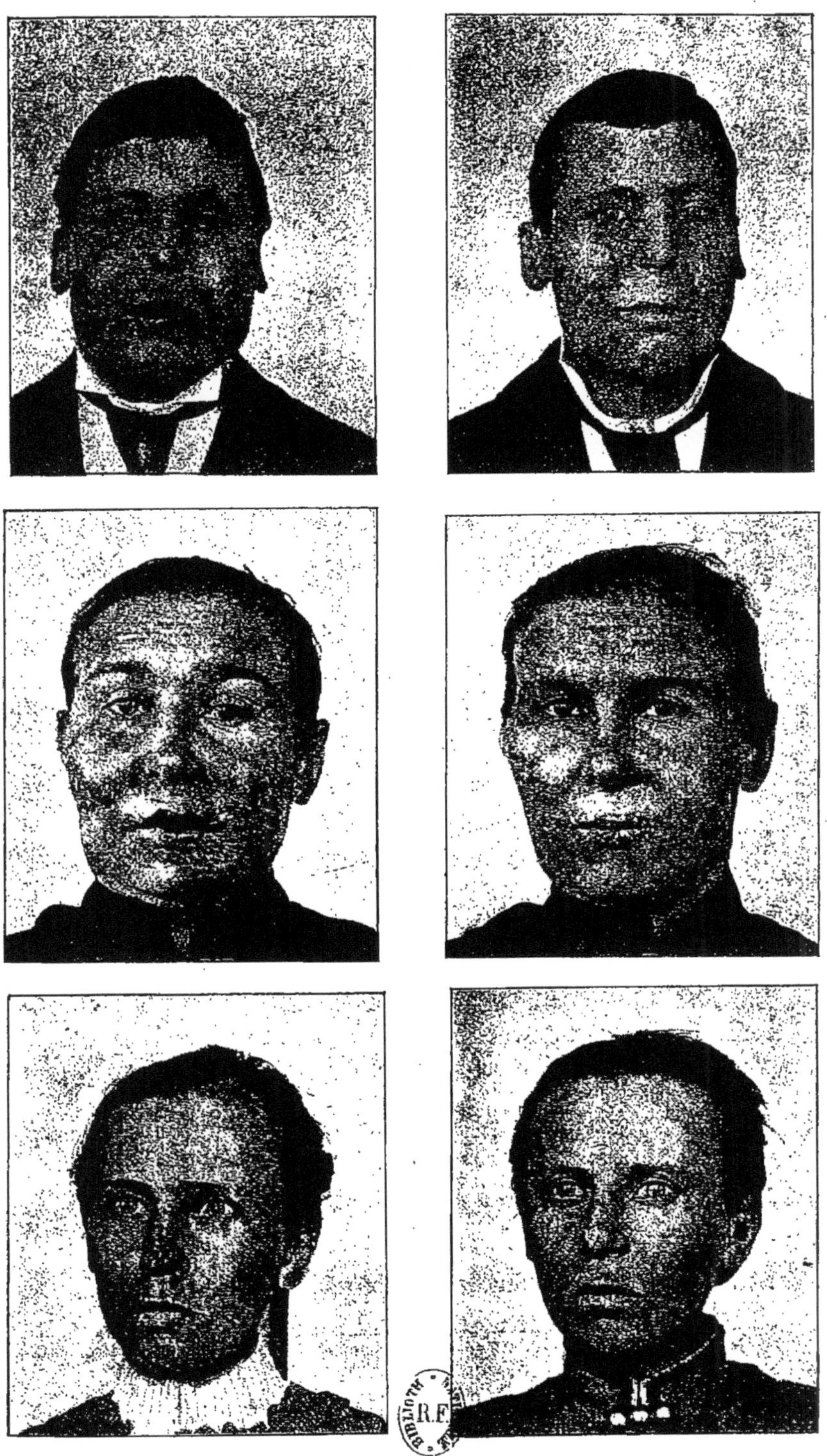

Malades avant et après le traitement par les rayons chimiques concentrés.

longueur, car pour un lupus de moyenne étendue, il faut compter sur un traitement continu, de trois ou quatre mois au moins. Nous avons vu des cas qui n'ont été guéris qu'après douze et même quatorze mois de soins consécutifs. Pour que ce reproche soit fondé, il faudrait qu'on connaisse une autre méthode plus expéditive. Telle qu'elle est employée actuellement, elle est évidemment susceptible de nouvelles améliorations qui, assurément, réduiront la durée du traitement.

Le lupus, ainsi guéri, peut-il récidiver? Il est impossible pour le moment de se prononcer d'une façon définitive; cependant tout porte à croire que, sous ce rapport, cette méthode est également appelée à donner des résultats qui, jusqu'ici, n'ont encore été réalisés par aucun autre traitement, et cela pour plusieurs raisons.

Voici ce que dit Finsen à ce sujet:

D'abord, on ne voit jamais les éruptions lupiques augmenter d'étendue à partir du moment où le traitement photothérapique est institué, pourvu qu'on ait soin de commencer par les bords du placard et de diriger la lumière de façon à agir simultanément sur la peau, saine en apparence, qui entoure immédiatement l'éruption. En second lieu, les effets de la lumière sur le lupus continuent à se produire même après la cessation du traitement; c'est ainsi qu'on voit des taches suspectes s'effacer d'elles-mêmes au bout de quelques mois.

Le fait contraire se présente aussi parfois; des sujets que l'on croyait guéris, reviennent au bout d'un certain temps, avec quelques macules lupiques en voie de développement. Dans ce cas, il s'agit non pas de récidives, mais de foyers morbides ayant passé inaperçus lors du traitement et qui ne tardent pas à rétrocéder sous l'influence d'une nouvelle exposition à la lumière. Même au cas où il y aurait de véritables récidives, l'on n'aurait, de même, qu'à soumettre de nouveau les parties atteintes à l'action des rayons chimiques.

2° *Lupus érythémateux.* — Dans cette affection, les résultats sont moins constants. Sur 34 malades traités, 12 seulement sont guéris, 10 sont encore en traitement. Les 12 autres cas n'ont subi aucune modification.

3° *Epithélioma.* — Le traitement a été appliqué avec des résultats différents. Sur 18 cas, 9 sont guéris, 2 sont traités en ce moment; dans les 7 autres cas, les rayons chimiques se sont montrés sans influence appréciable. Ce traitement convient parfaitement dans les cas superficiels et bien limités. L'on obtient alors des résultats remarquables. Il faut être très prudent dans l'application des rayons, les parties exposées se mortifiant plus ou moins profondément.

4° *Acné vulgaire.* — L'application de la méthode a porté sur 17 cas, dont 9 ont guéri; 1 est en traitement; 7 fois, on n'a constaté aucun résultat.

5° *Nœvus.* — 10 cas ont été soumis à l'action des rayons chimiques : 1 seulement a été complètement guéri; dans les 9 autres cas, on a constaté une amélioration très manifeste.

50 autres sujets ont été soumis au traitement pour

les affections les plus diverses. Contentons-nous de
signaler les bons résultats obtenus dans le traitemen
de la pelade.

D'après les recherches de Finsen, telles que nous
venons de les exposer, c'est le lupus surtout, qui paraît pouvoir être traité, avec grand avantage, par les
rayons chimiques concentrés provenant de la lumière
solaire, ou par ceux d'un puissant foyer de lumière
électrique.

Cette maladie, malheureusement si rebelle à toute
espèce de médication, semblait relativement rare en
Danemark avant l'organisation du service du professeur
Finsen. Mais depuis qu'on a su en Scandinavie et
ailleurs dans les régions du Nord que les malheureux
atteints de cette dermatose réputée à peu près incura-
ble étaient soignés et guéris, pour la plupart, à la
policlinique de Copenhague, les malades ont afflué en
très grand nombre ; aussi, actuellement, dans l'institut
consacré à cet usage, plus de 250 malades sont jour-
nellement mis en traitement.

On a prétendu qu'en France le lupus était peu ré-
pandu, et que, par suite, il serait presque inutile de
faire des installations coûteuses pour soigner les malades qui en sont atteints. Nous croyons que cette affir-
mation est absolument erronée. Les lupus se voient,
en effet, assez rarement dans nos hôpitaux, même dans

les services spéciaux consacrés aux affections de la
peau.

Cette rareté apparente provient de ce que les malades
savent très bien qu'on ne les guérit pas, que bien souvent même on les soigne à peine et que, leur état étant
un peu amélioré, ils ne tarderont pas à être renvoyés
chez eux.

C'est certainement ce qui se passe le plus souvent
dans les hôpitaux de nos grandes villes où le médecin,
découragé de voir ses efforts à peu près infructueux,
en arrive involontairement à se désintéresser de ces
malades.

D'après les informations que nous avons pu recueillir
auprès de nos collègues les plus compétents, dans la
région lyonnaise, dans l'Ardèche surtout, dans la Loire
et en Auvergne, le lupus serait beaucoup plus fré-
quent qu'on ne le croit, quoique cette affection ne
soit représentée que par un petit nombre de cas dans
nos services dermatologiques. Mais certainement en
France, comme en Scandinavie, les malades ne tarderont pas à affluer dans nos centres hospitaliers, si on
veut bien organiser chez nous des policliniques sem-
blables à celle du professeur Finsen, et si nos malades
savaient qu'avec de la patience et des soins spéciaux
on peut les guérir radicalement de leur horrible affection.

Certains pays du nord de l'Europe, la Russie entre
autres, sont déjà entrés dans cette voie. Actuellement
à Saint-Pétersbourg, grâce à une somme considérable

allouée par S. M. l'Impératrice, on vient de créer un superbe institut consacré au traitement du lupus par la photothérapie.

A Copenhague, la lumière solaire peut être employée pendant un mois ou deux d'une façon assez régulière. Dans le mois de juin surtout, le soleil éblouissant, presque toujours brûlant, se lève tôt, se couche très tard en tournant en quelque sorte autour de l'horizon sous lequel il ne disparaît que pendant un petit nombre d'heures. Même au milieu du jour, il reste infiniment plus bas que chez nous, de telle sorte que les faisceaux lumineux collectés par les grandes lentilles peuvent être dirigés avec la plus grande facilité sur les différentes parties du visage des malades mis en traitement.

Rien n'est pittoresque et intéressant comme de voir, dans le jardin de l'hôpital de Copenhague, une trentaine d'infirmières de M. Finsen, vêtues entièrement de blanc, la tête couverte d'un vaste chapeau en toile blanche, les yeux protégés par de larges conserves bleues, les bras entièrement nus devenus couleur *croûte de pain* par suite de l'influence des rayons solaires, faire manœuvrer les grandes lentilles bleues pour faire tomber les rayons concentrés sur le compresseur réfrigérant placé sur les parties malades qui doivent être soumises à l'influence des rayons, et que le médecin traitant a eu la précaution d'indiquer par un cercle tracé au crayon dermique.

Nous espérons que la France ne tardera pas à suivre

cet exemple. Dans nos départements du Midi, en Algé-
rie, mais à Biskra surtout où le soleil, toujours éblouissant n'est presque jamais voilé, même en hiver, des
installations héliothérapiques pourraient être organi-
sées à très peu de frais. Ailleurs, il est évident que le
soleil se montre d'une façon trop irrégulière pour être
utilisé sérieusement si ce n'est pendant quelques
semaines de la saison estivale.

Là il faudra forcément avoir recours à la lumière
électrique qui a le très grand avantage d'être plus
active que la lumière solaire et qui peut toujours se
trouver à la portée du médecin, quelles que soient les
conditions météorologiques du temps.

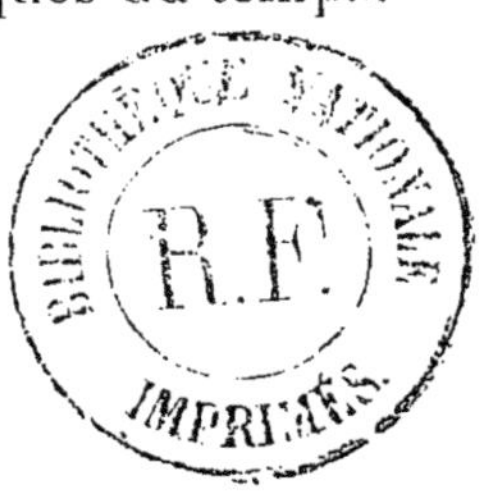

9 782019 289317